Swapnil Kumar Jain
Shweta Jain

Análise Bitemark

Swapnil Kumar Jain
Shweta Jain

Análise Bitemark

ScienciaScripts

Cover image: www.ingimage.com

This book is a translation from the original published under ISBN 978-3-659-83079-2.

Publisher:
Sciencia Scripts
is a trademark of
Dodo Books Indian Ocean Ltd. and OmniScriptum S.R.L publishing group

120 High Road, East Finchley, London, N2 9ED, United Kingdom
Str. Armeneasca 28/1, office 1, Chisinau MD-2012, Republic of Moldova, Europe
Printed at: see last page
ISBN: 978-620-8-25259-5

Índice:

Capítulo 1

INTRODUÇÃO

Com o aumento da população, registou-se um aumento da taxa de criminalidade, de acidentes e de catástrofes em massa, pelo que a identificação do criminoso ou culpado e da vítima é de extrema importância do ponto de vista social, emocional e jurídico. Embora a medicina legal esteja envolvida no que precede, a identificação através de registos dentários também é possível. Este ramo pode ser designado por odontologia forense ou odontologia e pode ser melhor definido como a ciência da odontologia relacionada com o direito. Neste processo, os registos dentários que podem ser utilizados são os dentes, a forma da arcada, a saliva e as marcas de mordedura, através dos quais é possível identificar com precisão a idade, o sexo e a pessoa.

Em situações de combate mortal, como a violência associada a lutas de vida ou morte entre agressores e vítimas, os dentes são frequentemente utilizados como arma. De facto, usar os dentes para infligir ferimentos graves a um agressor pode ser o único método de defesa disponível para uma vítima. Em alternativa, é sabido que os agressores em ataques sexuais, incluindo homicídios sexuais, violações e abuso sexual de crianças, mordem frequentemente as suas vítimas como expressão de domínio, raiva e comportamento animalesco. Uma marca de mordida é o produto final físico de um conjunto complexo de eventos que ocorrem quando os dentes humanos ou animais são aplicados na pele ou em géneros alimentícios.

As dentadas e as mordidelas existem desde que os animais com dentes habitam a Terra. A Bíblia diz que Adão foi convencido por Eva a colocar uma marca de mordidela numa maçã. A utilização de marcas de mordedura para identificação é valiosa. A saliva na pele pode ser recolhida para determinar o grupo sanguíneo ABO do culpado.

As marcas de dentadas também podem ser observadas em substâncias perecíveis como frutos, chocolates, queijo, etc., no local do crime. No caso de marcas de dentadas em substâncias perecíveis, pode ser utilizado um material adequado, como o silicone, que apresentou bons resultados na produção de réplicas que não distorcem a área devido à sua extrema flexibilidade e elasticidade.

Capítulo 2

REVISÃO DA LITERATURA

História das marcas de dentadas no novo mundo[6]

O primeiro incidente relatado de identificação de marcas de dentadas no novo mundo ocorreu em 1692. No julgamento do Reverendo George Burroughs em Salem, Massachusette, foi apresentado um testemunho de que uma marca de mordedura numa das supostas bruxas tinha sido deixada pelo Reverendo Burroughs. Uma das mulheres acusadas de bruxaria testemunhou a sua mordedura. Foi convencido de bruxaria pelo tribunal de Oyer and Terminer e enforcado a 19 de agosto de 1692.

A história judicial do século XX mostra o Texas (Doyle vs. Estado) como o primeiro tribunal de recurso a permitir a análise de marcas de dentadas em tribunal, em 1954. O caso envolvia uma marca de mordedura em queijo deixada no local de um crime na Bulgária e a análise foi efectuada por um técnico da polícia e não por um dentista.

Existem desafios nesta área da identificação forense devido a factores que escapam ao controlo do médico legista, do odontologista forense ou do investigador da polícia. O primeiro fator é o facto de a pele ser uma superfície pobre para captar claramente as formas dos dentes que entram em contacto com ela. O segundo fator é a aparência e a forma comuns dos dentes humanos.

Factos sobre as marcas de dentadas

1) As mordeduras de animais são responsáveis pela maioria das lesões por mordedura, a maior parte das quais está associada a mordeduras de cães.
2) As mordeduras de animais podem ser observadas em cadáveres post-mortem que não tenham sido enterrados ou descobertos rapidamente.
3) As picadas de insectos são geralmente feitas por formigas e leachas que deixam padrões que podem ser erradamente interpretados como traumas ante-mortem.
4) As lesões causadas por mordeduras humanas estão normalmente relacionadas com casos de agressão sexual, homicídio violento e agressão.

5) É comum que o suspeito de um ato agressivo seja mordido pela vítima, como meio de defesa pessoal.
6) Nas crianças, morder é uma forma de expressão que ocorre quando a comunicação verbal falha.
7) As lesões por mordedura nas crianças podem resultar de uma discussão no parque infantil.

8) As mordidas auto-infectadas são observadas na síndrome de Lesch-Nyhan. Este síndroma. Esta síndrome é uma doença de transmissão recessiva ligada ao X; entre outros sinais estão a insensibilidade à dor e a auto-mutilação através da mastigação dos lábios.
9) Esta doença é rara e é mais frequente em adultos e crianças vítimas de abuso físico ou de agressão sexual.
10) Estes indivíduos podem morder os seus próprios antebraços e mãos para se irritarem ou para evitarem gritar enquanto estão a ser traumatizados.
11) As lesões resultantes de mordeduras humanas/animais podem tornar-se sépticas e progredir para infecções sistémicas.
12) As infecções bacterianas secundárias estão mais frequentemente associadas a mordeduras humanas do que a mordeduras de animais.
13) As complicações incluem a tuberculose, a lepra, a sífilis, a actinomicose e as complicações infecciosas relacionadas com o organismo estreptocócico e estafilocócico.
14) As complicações virais incluem as infecções por hepatite B, HSV e CMV resultantes de mordeduras humanas.
15) A raiva é a complicação infecciosa mais grave resultante de mordeduras de animais, sendo frequentemente necessário identificar o animal agressor específico para controlar a raiva.
16) Nas mordeduras humanas, as marcas deixadas nos tecidos lesionados ou em objectos inanimados são frequentemente analisadas e comparadas com a alegada dentição.
17) Pode ser utilizado para ligar um suspeito a um crime.
18) As impressões deixadas num alimento, na pele e em quaisquer outros objectos deixados no local do crime podem ser analisadas.

Diferença entre marca de mordedura humana e animal :[6]

As marcas de mordeduras de grandes carnívoros são observadas em casos de mordeduras de cães e de leões da montanha. As feridas de mordedura produzidas podem ser notáveis pela sua profundidade e quantidade de danos na pele e no músculo subjacente. Estes animais têm caninos extremamente longos e um complemento de seis incisivos mais dois caninos, num total de oito

Adulto versus criança versus adolescente mordedores :[6]

Os dentes dos adultos são maiores e o maxilar dos adultos é mais largo (com excepções) do que o de uma criança. Um jovem adolescente, no entanto, possui alguns dentes de adulto e está a desenvolverse para um maxilar de tamanho adulto. Ao analisar os hematomas, o investigador deve ter em conta que existem limitações na determinação de um limite entre mordedores adultos e adolescentes. Uma marca de mordedura de adolescente, se for apenas um hematoma, pode imitar uma mordedura de adulto quando o mordedor menor de idade tem entre 12 e 17 anos. Nesta faixa etária, os dentes de leite estão perdidos e os dentes permanentes estão a irromper. Esta confusão pode ser causada pela aparência vaga de muitas nódoas negras. As mordeduras em alimentos, gengivas e outros materiais mais macios são mais fáceis de determinar.

1. Apresentação típica de lesões de marcas de mordida .[78] , [9], [10]

As marcas de mordeduras humanas são mais frequentemente encontradas na pele das vítimas e podem ser encontradas em quase todas as partes do corpo humano. As mulheres são mais frequentemente mordidas nos seios e nas pernas durante os ataques sexuais, enquanto as mordeduras nos homens são normalmente observadas nos braços e nos ombros. Em circunstâncias defensivas, como quando os braços são levantados para afastar um atacante, os braços e as mãos são frequentemente mordidos.

Uma mordida humana representativa é descrita como uma lesão elíptica ou circular que regista as caraterísticas específicas dos dentes.[7] A lesão pode ter a forma de um donut com caraterísticas registadas em torno do perímetro da marca. Em alternativa, pode ser composta por dois arcos em forma de U, separados nas suas bases por um espaço aberto. O diâmetro da lesão varia normalmente entre 25-40 mm. Frequentemente, pode observar-se uma área central de hematoma no interior das marcas dos dentes. Esta hemorragia extra-vascular é causada pela pressão exercida pelos dentes ao comprimirem o tecido para dentro a partir do perímetro da marca.

As marcas de mordedura com elevado valor probatório que podem ser utilizadas em comparações com os dentes dos suspeitos incluirão marcas de dentes específicos que registam com precisão caraterísticas distintas. É possível identificar tipos específicos de dentes pelas suas caraterísticas de classe. Por exemplo, os incisivos produzem ferimentos rectangulares e os caninos produzem ferimentos triangulares. Mas é necessário ter caraterísticas individuais registadas no sinal de mordida para poder identificar positivamente o autor do crime. O uso, o mau uso e o abuso dos dentes resultam em caraterísticas únicas que são referidas como traços acidentais ou individuais. Tais caraterísticas incluem fracturas, rotações, desgaste por atrito, malformações congénitas, etc. Quando estas são registadas na lesão, pode ser possível compará-las para identificar os dentes específicos (pessoa) que causaram a lesão. Se estas caraterísticas individuais não estiverem presentes nos dentes, ou se não estiverem bem registadas no ferimento, o significado forense global do sinal de mordedura é reduzido.[8]

As lesões causadas pelos dentes podem variar de contusões a arranhões e cortes ou lacerações. É certamente possível que seja gerada força suficiente para permitir a penetração dos bordos de mordedura dos dentes nas camadas profundas da pele. Se decorrer muito tempo entre o momento da lesão e o momento da descoberta, a natureza difusa das contusões e as alterações associadas às lesões ao longo do tempo podem diminuir ainda mais o seu valor probatório. Isto é especialmente verdade no caso de vítimas vivas de mordeduras, mas também no caso de pessoas falecidas.

É muito importante, durante o exame inicial da lesão, ter a certeza de que um artefacto, tal como um elétrodo de ECG aplicado pelo pessoal médico de emergência, não causou o padrão ou que algum objeto que não os dentes causou uma lesão circular ou elíptica. Os autores testemunharam queimaduras da extremidade de um ferro de frisar cabelo e padrões da extremidade de um cano de chumbo que se assemelhavam muito a marcas de mordidelas. Estas podiam ser diferenciadas pela ausência de caraterísticas de classe causadas por dentes humanos em cada caso.

2. Caraterísticas das marcas de mordedura[11]

Para avaliar uma marca de padrão, a sua caraterística deve ser reconhecível e distinguível.

- Estas marcas individuais são descritas como caraterísticas internas do conjunto das marcas de mordedura.

- Os incisivos humanos fazem marcas rectangulares. Os dentes bicúspides estão frequentemente associados a marcas que se assemelham a uma figura de oito.

- As caraterísticas de classe das marcas de mordida humanas estão relacionadas com as formas que são criadas quando grupos de dentes de ambas as arcadas dentárias são impressos na superfície mordida.

- São normalmente observados padrões redondos ou elípticos, mas podem estar associadas variações.

- Quando apenas um arco entra em contacto com uma superfície, pode formar-se um padrão crescente.

- As maiores dimensões das marcas de mordedura de um adulto humano não excedem normalmente 4 cm.

- A dinâmica da oclusão, a função muscular e o contacto de superfície que altera a impressão da marca de mordida devem ser considerados quando se observam variações nas caraterísticas internas e de classe de uma marca de mordida.

• A variação pode ser causada por má oclusão, mobilidade individual dos dentes associada a doença periodontal e movimento dos músculos faciais durante a mastigação.

• A má oclusão de classe ii pode fazer com que a superfície palatina dos dentes anteriores superiores, e não os seus bordos incisais, entrem em contacto com o material que está a ser mordido.

• Forças musculares aberrantes associadas ao impulso da língua que podem alterar a forma como os dentes contactam com a superfície mordida.

• Ao morder, muitos objectos inanimados tendem a atuar como material de impressão dentária, retendo a marca dos dentes; estes casos evoluíram para marcas de mordidelas em alimentos, pastilhas elásticas e papel toalha.

• Ao contrário do material inanimado, a pele é um tecido dinâmico que se altera após uma lesão.

• O inchaço causado por alterações inflamatórias agudas pode distorcer e afetar a interpretação do padrão. A hemorragia na área de uma marca de mordedura pode mascarar o padrão.

• A idade da lesão é o tempo decorrido desde a sua inflição até à análise do tecido danificado.

• A determinação fiável da idade da lesão cutânea ante mortem requer uma análise histopatológica e histoquímica para relacionar a lesão com o momento do alegado incidente.

• As alterações de cor no tecido mordido, associadas à degradação da hemoglobina dos glóbulos vermelhos lisados, podem ser utilizadas de forma demasiado geral para estimar o momento da ocorrência.

• A ausência de hemorragia na lesão pode implicar que esta foi infetada após a morte.

• Outras alterações dos tecidos moles post mortem que podem afetar a qualidade de uma lesão com padrão de mordida incluem

• Livididade (causada pela sedimentação do pigmento sanguíneo na zona corporal dependente)

• Decomposição e embalsamamento.

• As marcas de mordedura de vários ataques são normalmente encontradas no pescoço, nos seios, nos braços, nas nádegas, nos órgãos genitais e nas coxas.

• A mordedura auxiliar e os padrões de mordedura nas costas, no ombro, no pénis e no escroto estão frequentemente associados à atividade homossexual.

Métodos para preservar as provas da marca de identificação[12,13,14]

A. **Provas do local da mordedura** :

Considerações gerais - Deve reconhecer-se que, muitas vezes, o Odontologista Forense não está envolvido no exame inicial e na recolha das provas da marca de mordida. Este facto não exclui necessariamente a capacidade do odontologista forense para emitir uma opinião válida. Os métodos enumerados a seguir não pretendem ser uma lista exaustiva de métodos de preservação; no entanto, são enumerados os métodos utilizados pelos Diplomatas da ABFO. A utilização de outros métodos de documentação das provas da marca de mordida deve ser feita para além destas técnicas.

a) Esfregaços de saliva do local da mordedura

- Sempre que possível, deve ser obtido um esfregaço de saliva do local da mordedura. Obviamente, certas circunstâncias podem impedir a recolha destas provas. Se a região tiver sido lavada antes da oportunidade de fazer o esfregaço, este procedimento não será possível. Se o esfregaço da zona danificar ou alterar o padrão, não deve ser efectuado ou só deve ser realizado depois de terem sido utilizados todos os outros métodos de preservação.
- É aceitável utilizar aplicadores de pontas de algodão ou papel de cigarro para recolher estas provas. Podem ser utilizados outros meios adequados para recolher estas informações.
- As zaragatoas de controlo devem ser retiradas de outras regiões ou partes do objeto ou do indivíduo que foi mordido.

b) Documentação fotográfica do local da mordedura

- O local da mordedura deve ser fotografado utilizando fotografia convencional e seguindo as diretrizes descritas nas Orientações para a análise de marcas de mordedura da ABFO.
- Os procedimentos fotográficos devem ser executados pelo dentista forense ou sob a direção do odontologista para assegurar uma documentação exacta e completa do local da mordedura.
- Sempre que possível, devem ser utilizadas películas de impressão ou de diapositivos a cores e películas a preto e branco.
- Podem ser utilizados filtros coloridos ou especiais para registar o local da picada, para *além* de fotografias sem filtro.

o Podem ser utilizados métodos alternativos de iluminação.

o *Para além* da fotografia convencional, podem ser utilizadas imagens vídeo/digitais.
o Pode ser utilizado um tripé, uma calha de focagem, um fole ou outros dispositivos.

i. Iluminação

o A iluminação fora de ângulo utilizando um flash pontual é a forma mais comum de iluminação e deve ser utilizada sempre que possível.
o Pode ser utilizada uma fonte de luz perpendicular ao local da mordedura, *para além* de uma iluminação fora do ângulo; no entanto, deve ter-se o cuidado de evitar que o reflexo da luz oblitere os pormenores da marca na fotografia devido à "lavagem" devido ao reflexo da luz.
o Pode ser utilizada uma fonte de luz paralela ao local da picada, *para além* da iluminação fora do ângulo.
o Pode ser utilizado um flash de anel, luz natural e/ou iluminação difusa suspensa para iluminação fora do ângulo.

ii. Escala:

Sempre que possível, deve ser utilizada uma balança ABFO n.º 2.

o A colocação da escala deve seguir as diretrizes estabelecidas nas Orientações para a análise de marcas de pontos de referência da ABFO.

A. Impressões do local da mordedura:

1. Impressões dentárias da vítima

o Quando o local da mordedura é acessível à dentição da vítima, devem ser obtidas impressões dos dentes da vítima.
o Seria útil se a vítima tivesse mordido o agressor.

2. Impressões do local da picada

o Devem ser tiradas impressões do local da mordedura, quando indicado, de acordo com as diretrizes de análise de marcas de mordedura da ABFO.

o Deve ser utilizado um material de suporte para manter o contorno da zona de impressão.

c) Espécimes de tecido

1. Considerações gerais

- O local da picada deve ser preservado, quando indicado, após estabilização adequada antes da remoção.
- A ressecção do tecido deve seguir todos os outros procedimentos de recolha de provas.

2. Fixador de tecidos

- A formalina a 10% é um fixador comummente utilizado. Recolha de provas de dentição suspeita

d) Registos dentários

- Sempre que possível, devem ser obtidos os registos dentários do indivíduo, de acordo com as Diretrizes de Análise de Marcas de Pontos da ABFO.

e) Documentação fotográfica da dentição

- As fotografias da dentição devem ser tiradas pelo dentista forense ou sob a direção do odontologista.
- Uma escala como a escala ABFO No. 2 deve ser utilizada quando se usa uma escala nestas fotografias.
- As imagens de vídeo ou digitais podem ser utilizadas para documentar a dentição quando utilizadas em *complemento* da fotografia convencional.
- Podem ser utilizados tripés e/ou calhas de focagem à discrição do fotógrafo.
- Fotografias extra-orais
- Deve ser tirada uma vista frontal de toda a face e uma vista com os dentes centrados.

- Fotografias intra-orais
- As vistas oclusais maxilares e mandibulares da dentição devem ser efectuadas sempre que possível.
- Podem ser efectuadas vistas laterais da dentição.

f) Exame clínico

1. Considerações extra-orais

- o A abertura vertical máxima e os eventuais desvios devem ser assinalados sempre que possível.
- o Devem ser registadas as evidências de cirurgia, trauma e/ou assimetria facial.
- o A função da ATM pode ser verificada para além das observações anteriores.
- o O tónus muscular e o equilíbrio podem também ser verificados, para além das observações anteriores.

2. Considerações intra-orais

- o Os dentes em falta e desalinhados devem ser registados.
- o Os dentes partidos e restaurados devem ser anotados.
- o A condição periodontal e a mobilidade dos dentes devem ser registadas sempre que possível.
- o As fichas dentárias anteriores devem ser revistas, se disponíveis. As desarmonias oclusais devem ser registadas sempre que possível.
- o O tamanho e a função da língua podem ser anotados para além das observações anteriores.
- o A classificação da mordedura pode ser anotada para além das observações anteriores.

g) Impressões dentárias

- o As impressões dentárias, de acordo com as diretrizes da ABFO para a análise de marcas de pontos, devem ser obtidas pelo dentista forense ou sob a direção do odontologista.
- o Para além das impressões dentárias, devem ser obtidos exemplares de mordidas.
- o Amostras de saliva
- o Se necessário, deve ser obtida uma zaragatoa de saliva.

Métodos de comparação das provas de marcações auriculares .[1315]

Um inquérito realizado em 1994 junto de diplomatas do American Board of Forensic Odontology indicou que estes utilizam atualmente os seguintes métodos analíticos na comparação de provas de marcas de pontos.

1. **Geração de sobreposições**
   A. Traçado em acetato diretamente a partir de modelos do suspeito.
   B. Traçado em acetato indireto a partir de fotocópia de modelo com escala.
   C. Sobreposição de película de raios X criada a partir de material radiopaco aplicado à mordida de cera.
   D. Métodos alternativos

      o Fotografias em tamanho real do modelo impressas em película de acetato.
      o Fotografias de modelos em tamanho real em acetato.

1. **Test Bite Media**
   A. Exemplares de cera (aluwax, cera de placa de base, etc.)
   B. esferovite
   C. Pele do voluntário
   D. Métodos alternativos

      o Frutos
      o Argila

1. **Técnicas de comparação**
   A. Traçados de acetato para fotografias em tamanho real da ferida
   B. Modelo de estudo de trabalho de dentes para fotografia em tamanho real da ferida

   C. Modelo de estudo de trabalho para impressão da ferida ou para a vítima real
   D. Sobreposições de acetato de dentes em comparação com uma fotografia da ferida em tamanho real:

      o Cinco vezes em tamanho real
      o Três vezes em tamanho real
      o Duas vezes em tamanho real

1. **Meios técnicos utilizados para a análise**

      o Iluminação do tecido
      o Melhoramento informático e/ou digitalização da marca e/ou dos dentes

- o Estereomicroscopia e/ou macroscopia
- o Microscopia eletrónica de varrimento
- o Fita de vídeo
- o Utilização de paquímetro para medição

Normas para "Métodos analíticos da marca de identificação[16]

1. Todos os Diplomatas do American Board of Forensic Odontology são responsáveis por estarem familiarizados com os métodos analíticos mais comuns referidos neste estudo.
2. Todos os diplomatas do American Board of Forensic Odontology devem utilizar métodos analíticos adequados na sua análise das provas.
3. Uma lista de todas as provas analisadas e dos procedimentos analíticos específicos deve ser incluída no corpo do relatório final. Todas as provas disponíveis associadas à marca de identificação devem ser analisadas antes da emissão de um parecer de perito.
4. Quaisquer novos métodos analíticos que não constem da lista de métodos analíticos anteriormente descrita devem ser explicados de forma exaustiva no corpo do relatório. Os novos métodos analíticos devem ser cientificamente corretos e duplicados por outros peritos forenses. Os novos métodos analíticos devem, se possível, ser "apoiados" pela utilização de uma ou mais das técnicas aceites enumeradas nas presentes orientações.

Diretrizes para a análise da marca de identificação[16]

História

Estas diretrizes são o resultado de um esforço coletivo dos participantes no workshop sobre marcas de mordida do American Board of Forensic Odontology, reunido em Anaheim, Califórnia, de 18 a 20 de fevereiro de 1984. Estas diretrizes são consideradas dinâmicas, e não estáticas, e serão modificadas à medida que se registarem desenvolvimentos significativos. A utilização cuidadosa destas diretrizes em qualquer análise de marcas de mordedura melhorará a qualidade da investigação e das conclusões.

Descrição da Bitemark

Tanto no caso de uma vítima viva como de uma pessoa falecida, o odontologista deve determinar e registar certas informações vitais.

1. Dados demográficos

- Nome da vítima
- Número do processo
- Data do exame
- Agência de referência
- Pessoa a contactar
- Idade da vítima
- Raça da vítima
- Sexo da vítima
- Nome do(s) examinador(es)

2. Localização da Bitemark

- Descrever a localização anatómica
- Descrever o contorno da superfície: plano, curvo ou irregular
- Descrever as caraterísticas dos tecidos

A. Estrutura subjacente: osso, cartilagem, músculo, gordura B. Pele: relativamente fixa ou móvel

3. Forma

- A forma da marca de bit deve ser descrita; por exemplo, essencialmente redonda, ovoide, crescente, irregular, etc.

4. Cor

- A cor deve ser anotada; por exemplo, vermelho, roxo, etc.

5. Tamanho

- As dimensões verticais e horizontais da marca de bit devem ser registadas, de preferência no sistema métrico.

6. **Tipo de lesão**

- Hemorragia petequial
- Contusão (equimose)
- Abrasão
- Laceração
- Incisão
- Avulsão '
- Artefacto

7. **Outras informações**

- Deve também ser observado se a superfície da pele é recortada ou lisa.
- A dada altura, o odontologista avaliará as provas para determinar aspectos como a posição das arcadas maxilar e mandibular, a localização e posição dos dentes individuais, as caraterísticas intradentárias, etc. Isto pode ou não ser possível na altura do exame inicial e será abordado mais adiante.

Recolha de provas junto da vítima[16]

Parte-se do princípio de que a recolha de provas junto das vítimas de bitemark será efectuada com autorização das autoridades competentes.

Em primeiro lugar, é necessário determinar se a marca de mordida foi afetada por lavagem, contaminação, lividez, embalsamamento, decomposição, mudança de posição, etc.

1. **Fotografia**

podem ser utilizados vários tipos de equipamento fotográfico e de filmes, tal como a seguir se descreve.

- o Devem ser tiradas fotografias de orientação e de grande plano.
- o A resolução fotográfica deve ser de alta qualidade.
- o Se for utilizada película a cores, deve ser assegurada a exatidão do equilíbrio de cores.
- o As fotografias da marca devem ser tiradas com e sem uma escala no local.
- o Quando a escala é utilizada, deve estar no mesmo plano e adjacente à marca de bit. Atualmente, parece desejável incluir uma referência circular para além de uma escala

linear.

- o As fotografias mais críticas devem ser tiradas de forma a eliminar a distorção.
- o No caso de uma vítima viva, pode ser útil obter fotografias em série do sinal de mordedura.
- o Sempre que possível, os vestígios salivares devem ser recolhidos de acordo com as recomendações do laboratório de análises.

3. **Impressões**

- o Devem ser tiradas impressões da superfície da marca de mordida sempre que se afigure que tal pode fornecer informações úteis.

- o Os materiais de moldagem utilizados devem cumprir as especificações da American Dental Association e devem ser identificados pelo nome no relatório.
- o Deve ser fornecido um suporte adequado para que o material de moldagem reproduza com exatidão o contorno do corpo.
- o O material utilizado para produzir o estojo deve representar exatamente a área de impressão e deve ser preparado de acordo com as instruções do fabricante.

3. **Amostras de tecido**

- o Devem ser conservadas amostras de tecido da marca de mordida sempre que se afigure que podem fornecer informações úteis.

Recolha de provas junto do suspeito

Antes de proceder à recolha de provas junto do suspeito, o odontologista deve certificar-se de que foi obtido o mandado de busca, a ordem judicial ou o consentimento legal necessários e deve incluir uma cópia deste documento nos seus registos. O documento judicial ou o consentimento deve ser adequado para permitir a recolha das provas a seguir enumeradas:

1. **História**

- o Obter o historial de qualquer tratamento dentário posterior ou próximo da data da marca de mordida.

1. **Fotografia**

- o Sempre que possível, devem ser tiradas fotografias extra-orais de boa qualidade, tanto de rosto como de perfil. De preferência, as fotografias intra-orais devem incluir uma vista frontal, duas vistas laterais, uma vista oclusal de cada arcada e quaisquer fotografias adicionais que possam fornecer informações úteis. Também é útil fotografar a abertura interincisal máxima com a escala no lugar. Se forem utilizados materiais inanimados, como géneros alimentícios, para as mordeduras de teste, os resultados devem ser preservados fotograficamente.

1. **Exame oral suplementar**

- o O exame extra-oral deve incluir a observação e o registo de factores significativos dos tecidos moles e duros que possam influenciar a dinâmica da mordida, tais como o estado da articulação temporomandibular, a assimetria facial, o tónus muscular e o equilíbrio. Deve ser efectuada a medição da abertura máxima da boca, registando quaisquer desvios na abertura ou fecho, bem como quaisquer desarmonias oclusais significativas. Deve ser registada a presença de cicatrizes faciais ou indícios de cirurgia, bem como a presença de pêlos faciais.

1. **Exame intra-oral**

- o Nos casos em que a prova de saliva tenha sido recolhida da vítima, deve também ser recolhida a prova de saliva do suspeito, de acordo com as especificações do laboratório de análises.
- o A língua deve ser examinada em relação ao seu tamanho e função. Qualquer anomalia, como a anquiloglossia, deve ser registada.
- o A condição periodontal deve ser observada com especial referência à mobilidade e às áreas de inflamação ou hipertrofia. Além disso, se faltarem dentes anteriores ou se estes estiverem muito degradados, deve determinar-se há quanto tempo estas condições existem.
- o Recomenda-se que, sempre que possível, seja elaborada uma ficha dentária dos dentes do suspeito, a fim de favorecer um estudo aprofundado da dentição.

1. **Impressões**

- Sempre que possível, devem ser feitas pelo menos duas impressões de cada arcada, utilizando materiais que cumpram as especificações adequadas da American Dental Association e que sejam preparados de acordo com as recomendações do fabricante, utilizando técnicas de impressão dentária aceites. A relação interoclusal deve ser registada.

1. **Amostra de mordidas**

- Sempre que possível, as amostras de mordeduras devem ser feitas num material adequado, simulando o tipo de mordedura em estudo.

1. **Elencos de estudo**

- Os moldes principais devem ser preparados com gesso Tipo II aprovado pela Associação Dentária Americana, preparado de acordo com as especificações do fabricante, utilizando técnicas dentárias aceites.
- Podem ser fabricados moldes adicionais em materiais adequados para estudos especiais. Quando forem necessários modelos adicionais, estes devem ser duplicados a partir de modelos principais, utilizando procedimentos de duplicação aceites. A rotulagem deve indicar claramente qual o modelo principal que foi utilizado para produzir um duplicado.
- Os dentes e as áreas adjacentes de tecidos moles dos moldes principais não devem ser alterados por escultura, corte, marcação ou outras alterações.

Termos que indicam o grau de confiança de que uma lesão é uma marca de identificação[17]

Possível Bitemark:

Uma lesão que apresenta um padrão que pode ou não ser causado por dentes; pode ser causado por outros factores, mas não se pode excluir a mordedura.

- Critérios: a forma e o tamanho gerais estão presentes, mas as caraterísticas distintivas, tais como marcas de dentes, estão ausentes, incompletas ou distorcidas ou algumas marcas que se assemelham a marcas de dentes estão presentes, mas a configuração da arcada está ausente.

Marca de pontuação provável:

O padrão sugere fortemente ou apoia a origem dos dentes, mas pode ser concebível que seja causado por outra coisa.

- Critérios: o padrão mostra (algumas) caraterísticas (básicas) (gerais) dos dentes dispostos à volta das arcadas.

Marca de identificação definitiva:

Não há dúvida razoável de que os dentes criaram o padrão; outras possibilidades foram consideradas e excluídas.

- Critérios: o modelo ilustra de forma conclusiva (caraterísticas clássicas) (todas as caraterísticas) (caraterísticas típicas da classe) das arcadas dentárias e dos dentes humanos numa disposição correta, de modo a ser reconhecível como uma impressão da dentição humana.

Termos para indicar que uma lesão representa uma marca de mordida[17]

Classificação ordenada dos termos Conotação

- definitivo
- não tenho qualquer dúvida de que se trata de um bitemark
- certeza médica razoável certeza virtual; permite a possibilidade de
- altamente provável de outra causa, por mais remota que seja
- provável mais provável do que não
- possível
- semelhante a
- coerente com
- concebível
- pode ou não ser

- não pode ser excluída
- não pode ser excluído
- improvável

- inconsistente menos provável do que não
- improvável
- incompatível, não tenho dúvidas de que não se trata de um bitemark;
- excluído representa outra coisa
- impossível
- o padrão indeterminado mostra insuficiência
- não deve ser utilizada a caraterização para comentar os dentes como
- uma causa insuficiente

Normas da ABFO para a "Terminologia da marca de identificação"

A seguinte lista de normas de terminologia Bitemark foi aceite pelo American Board of Forensic Odontology.

1. Os termos que asseguram a identificação incondicional de um perpetrador, sem qualquer dúvida, com base numa marca de mordedura epidérmica e numa população aberta não são sancionados como uma conclusão final.

2. Os termos utilizados de forma diferente das diretrizes recomendadas devem ser explicados no corpo de um relatório ou num testemunho.

3. Certos termos têm sido utilizados de forma não uniforme pelos odontologistas. Para evitar erros de comunicação, os termos seguintes, quando utilizados como conclusão num relatório ou num testemunho, devem ser explicados:
   - Correspondência; correspondência positiva.
   - Consistente com.
   - Compatível com.
   - Único.

4. Os termos que se seguem não devem ser utilizados para descrever as marcas de bit:
   - Suck mark (20% dos diplomatas ainda usam este termo antiquado).
   - Ferida incisa.

5. Todos os odontologistas forenses registados são responsáveis por estar familiarizados com as

normas estabelecidas no presente documento.

Análise de marcas de mordida com digitalização 3D - DENTAL PRINT [13,18]

-As digitalizações 3D de moldes dentários são utilizadas para gerar sobreposições utilizando várias pressões e desvios.

-As sobreposições são comparadas com a fotografia da marca de mordedura e, em seguida, pode ser efectuada uma comparação/análise.

-Quando uma lesão por mordedura apresenta uma qualidade tridimensional, a microscopia eletrónica de varrimento pode ser utilizada como método para as impressões do local da mordedura.

-Posteriormente , o molde dos dentes do suspeito de morder pode ser objeto de uma análise semelhante para comparação com os indícios da marca de mordedura.

Revisão do caso Bitemarks famoso,

Stoddart (1973), no seu estudo sobre marcas de dentadas em substâncias perecíveis, afirma que os criminosos parecem ser incapazes de resistir a alimentos, chocolate ou fruta que encontram em locais onde entram ilegalmente. Muitas vezes, demora algum tempo até que um suspeito seja encontrado e, nessa altura, as marcas de dentadas e a substância que as contém deterioraram-se de tal forma que é impossível uma comparação útil.

Para conservar o material, este é colocado num saco hermético, no frigorífico, ou num líquido de conservação. O melhor meio atualmente utilizado é uma mistura de partes iguais de ácido acético glacial, formalina e álcool. Um método melhor para produzir um registo permanente consiste em tirar fotografias do material, tanto monocromáticas como a cores, de vários ângulos, tendo o cuidado de incluir uma régua ou escala em todas as fotografias no mesmo plano das marcas de mordedura.[19]

De acordo com Luff e Hess (1959), são desejáveis as seguintes propriedades de um material de impressão

-Deve fluir facilmente e ser capaz de reproduzir os mais pequenos pormenores.

-Deve ser de secagem rápida à temperatura ambiente em 15 a 30 minutos

-Deve ser duradouro

-Deve ser possível utilizar o material no terreno sem necessidade de aparelhos elaborados.

Strom (1963) recomendou materiais de silicone. Quando utilizados para marcas de mordedura na pele, podem ser utilizados com confiança, uma vez que não distorcem a área devido à sua extrema flexibilidade e elasticidade.

Macdonald (1974), no seu trabalho de investigação sobre o reconhecimento e interpretação de marcas de mordedura, define marca de mordedura em ciência forense como "uma marca causada pelos dentes, quer isoladamente quer em combinação com outras peças bucais". A natureza exacta das marcas produzidas depende provavelmente de vários factores: a força de aplicação, a duração da aplicação e o grau de movimento entre o tecido e os dentes durante a aplicação da força.[20]

1. **Marca de pressão da língua:** As marcas produzidas pela pressão da língua são geralmente da superfície palatina dos dentes anteriores superiores, mas também podem ser encontradas marcas da superfície lingual do incisivo inferior.
2. **Marcas de raspagem dentária:** geralmente envolvem os dentes anteriores e podem apresentar-se como arranhões ou como áreas de abrasão superficial. Se estiverem presentes arranhões, podem ser indicativos de peculiaridades nos bordos incisais, o que tem valor na identificação.
3. As marcas de abrasão têm muito menos valor para efeitos de identificação.

Concluiu-se que as marcas de mordeduras humanas podem ser lesões altamente complexas e que os dentes, isoladamente ou em combinação com outras peças bucais, podem danificar o material mordido de várias formas, pelo que devem ser descritos de forma adequada.[20]

Clift e Lamont (1974), no seu artigo sobre a saliva em odontologia forense, afirmam que, antes de qualquer exame médico e odontológico, juntamente com outras amostras, a recolha e o exame adequados da saliva podem fornecer informações interessantes e muito úteis. A quantidade de saliva depositada com uma marca de mordedura é provavelmente pequena, cerca de 0,3 ml, e distribuída por uma grande área. Estas amostras podem ser facilmente recolhidas com dois a três cotonetes e colocadas numa folha de polietileno seca.[21]

A preparação para o exame histológico inclui a realização de esfregaços:

(1) Sem manchas, quer seja húmido ou seco;

(2) corados com corantes tradicionais ácidos e básicos;

(3) Após fixação em álcool, conservar em iodo a 0,1 %.

Outros trabalhos incluem a utilização de amilopectina vermelha em porção solúvel em água, que a amilase hidrolisa num complexo incolor. Quando os núcleos estão presentes, podem ser feitas tentativas para avaliar o sexo provável do originador através da coloração dos corpos de Barr e do cromossoma Y fluorescente. O exame do grupo sanguíneo da pequena amostra de saliva requer a utilização de uma técnica de eluição por absorção. Devido à grande sensibilidade destes métodos e às dificuldades técnicas que lhes são inerentes, deve ter-se especial cuidado na obtenção de resultados reprodutíveis - conseguidos após uma prática considerável.

MacFarlane et al. (1974) efectuaram um estudo sobre problemas estatísticos na identificação dentária entre a população de Glasgow e arredores com mais de 16 anos de idade.

O procedimento adotado no estudo foi que, numa determinada manhã, os primeiros 15 a 20 pacientes casuais com mais de 16 anos, ao apresentarem-se na receção, recebiam um formulário que explicava que estava a ser realizado um inquérito sobre as caraterísticas dentárias. Os pacientes foram observados por uma equipa de três dentistas que verificaram que não havia qualquer contraindicação para a obtenção de impressões. Os modelos em pedra moldada a partir destas impressões continuaram até estarem disponíveis modelos de 200 pacientes. Os dentes anteriores foram preferencialmente estudados, especialmente a arcada formada pelos caninos. Foi concebido um pró-forma para a análise dos modelos.

Cerca de 53,7% dos indivíduos apresentavam seis dentes anteriores superiores com formato normal. Uma leve rotação mesio-palatina do incisivo central superior esquerdo foi encontrada em 9,5% da população estudada. Foi enfatizado que, mesmo que dois indivíduos tenham status dentário semelhante, rotações, etc., isso não significa que eles produziriam marcas de mordida idênticas.[22]

Levine (1977), no seu trabalho de investigação sobre provas de marcas de mordedura, afirmou que está bem documentado que, devido a factores como o tamanho, a forma, o desgaste, as rotações, os diastemas, as versões, as restaurações e as caraterísticas acidentais, como a quebra, não há dois conjuntos de dentes humanos exatamente iguais.[23]

A interpretação de uma marca de mordedura requer a consideração de, pelo menos, quatro factores: os dentes do mordedor, a ação da língua, dos lábios e das bochechas no momento em que a mordedura foi infligida e a parte do corpo em que a mordedura foi infligida.

A interpretação das marcas de mordida implica normalmente o exame de uma imagem em espelho mais ou menos distorcida de uma dentição, que pode ter um aspeto diferente daquele que o dentista logicamente espera encontrar.

Parecem ser dois tipos de padrões de marcas de dentadas: as deixadas lentamente, quase de forma sádica, exibindo uma área equimótica central ou "marca de sucção", e um padrão de abrasão linear radial que rodeia a área central e se assemelha a um "raio de sol", encontrado mais frequentemente no homicídio de orientação sexual. O segundo tipo assemelha-se mais a um padrão de "marca de dente". Trata-se de um ataque de marcas de mordedura de "defesa" e é mais frequente nos homicídios de crianças "maltratadas". Na criança que é vítima de homicídio de outra criança, estas marcas são por vezes encontradas em combinação.[23]

Corbett (1984) descreve o caso de uma menina de 2 anos e meio, que fazia chichi na cama e que foi morta pelo homem devido a esse hábito irritante. A polícia descobriu, na casa de banho da casa, uma pastilha usada de sabonete verde e branco, à qual faltava um canto e que apresentava marcas muito claras de dentes, consistentes com o facto de um pedaço ter sido mordido pelo sabonete.

Foi necessária uma prova dentária para comprovar se as marcas de dentes no sabão tinham sido feitas pela criança, como a polícia acreditava. Foram tiradas impressões em alginato das arcadas dentárias, a partir das quais foram moldados modelos em pedra artificial e feitos duplicados. Não foram recolhidos esfregaços de saliva das marcas de mordedura. A marca do sabão foi identificada e foi comprada uma pastilha semelhante para efetuar um teste.

A dentição da criança mostrava o espaçamento entre os dentes e as angulações das bordas incisais dos dentes anteriores em relação às curvas das arcadas dentárias. Concluiu-se que o sucesso da investigação das marcas depende do exame cuidadoso e precoce das substâncias mordidas e isso é particularmente importante quando um corpo humano apresenta marcas suspeitas de mordidas.[24]

Num artigo sobre a identificação de marcas de mordedura em casos de abuso de crianças, Wagner (1986) afirmou que as marcas de mordedura em crianças representam abuso de crianças até prova em contrário. Raramente são acidentais e são bons indicadores de abuso infantil genuíno. Existe um espetro no aparecimento de marcas de mordidelas ao longo da infância. Na infância, as mordeduras tendem a ter um carácter punitivo e, geralmente, têm uma localização anatómica diferente das marcas de mordedura infligidas mais tarde na vida. As crianças mais velhas apresentam marcas de dentadas que representam agressão ou abuso sexual. Estas "marcas de ferramentas" podem frequentemente ser separadas com base na aparência e na localização.

As marcas de dentadas humanas são identificadas pela sua forma e tamanho. Têm um padrão elíptico ou oval que contém marcas de dentes e arcadas. Estas impressões podem ser comparadas com a dentição e impressões dentárias da vítima e dos suspeitos. Utilizando a tecnologia de marcas de mordida, as comparações são possíveis mesmo com material limitado. O melhoramento por computador das fotografias das marcas de mordida aumenta uma comparação favorável ao delinear ainda mais as caraterísticas únicas da arcada e dos dentes individuais.

Warnock et al (1987) descreveram um caso de um homem de 51 anos encontrado pela polícia, caído no seu carro, aparentemente morto, sendo a causa a doença cardiovascular aterosclerótica. Uma marca de mordida foi observada na parte posterior do pulso esquerdo. Foram tiradas transparências a cores, bem como fotografias a preto e branco da marca de mordedura. Foram tiradas impressões em alginato das arcadas superior e inferior do falecido e foram feitos moldes.

Foram feitas marcas de registo oclusal numa placa de base rosa com a utilização de modelos de pedra e a marca de mordida indicava que tinha sido auto-infligida e a marca de mordida era consistente com uma mordida auto-infligida. O

A razão poderia ser o facto de a dor miocárdica estar frequentemente associada a alterações emocionais e a sentimentos de pavor; também era possível que o decente estivesse a tentar aliviar a sua dor através de contra-irritação, mordendo o seu próprio corpo.

Numa nota técnica sobre a escala de referência padrão para marcas dentadas - ABFO No.2, **Hyzer et al (1988)** afirmaram que a aceitação e utilização de uma escala de referência fotogramétrica padrão permitiria uma análise métrica válida, asseguraria representações exactas de caraterísticas não métricas e serviria como uma ferramenta valiosa para a investigação de marcas dentadas.

O objetivo era desenvolver uma escala de referência padrão a um preço modesto que fornecesse a informação necessária para recuperar o máximo de informação disponível a partir de fotografias de marcas de mordedura de alta qualidade. O material utilizado na construção da escala foi o cloreto de polivinilo (PVC) de 40 mm, por ser mais económico. Laminado em três camadas, cada uma com 13,5 mm de espessura, é adequadamente rígido, dimensionalmente estável em condições de serviço razoáveis, e fornece um bom substrato para a impressão das graduações da balança. Ao testar várias combinações de cores, um fundo Smatte branco com graduações pretas contrastantes deu os resultados mais legíveis, mesmo em fotografias moderadamente sobre e subexpostas.

O sistema métrico foi selecionado como base primária de medição na conceção da escala, mas para incorporar também o sistema inglês frequentemente utilizado na aplicação da lei, ambas as pernas do sistema métrico foram consideradas adequadas para utilização em todas as marcas de mordedura, exceto as invulgarmente grandes. Foram incluídos na escala três círculos, cada um com 20 mm de diâmetro, para efeitos de retificação e medição da imagem.

Benson et al. (1988), na sua revisão da técnica e dos materiais utilizados para impressões de marcas de dentadas, afirmaram que, se forem corretamente preservadas e analisadas, as provas de marcas de dentadas podem ligar o agressor à vítima de um crime.

Antes de qualquer procedimento de impressão, é efectuada uma fotografia e um esfregaço das áreas para registar o aspeto da ferida e determinar o grupo sanguíneo ABO do amargo. Para registar as marcas de mordedura, utiliza-se uma pasta de impressão de vinil-polissiloxano com comprimentos iguais de pasta numa almofada, que é misturada e introduzida nas reentrâncias com uma espátula ou com o amargo. Registar as marcas de mordedura utilizando uma pasta de impressão de vinil polissiloxano com comprimentos iguais, tendo o cuidado de evitar a inclusão de bolhas de ar. O material deve estender-se bem para além de toda a marca de mordida com um rebordo generoso. Antes da colocação da camada final do material de impressão, é colocada uma etiqueta auto-adesiva na superfície do material. Deste modo, devem ser efectuadas pelo menos duas impressões e preparados moldes com gesso dentário.

Devido à natureza flexível dos materiais de moldagem, é necessário um suporte externo mais rígido ou um reforço interno para estabilizar a moldagem durante a remoção e o manuseamento subsequente. O gesso de Paris e o gesso dentário têm sido recomendados para esta utilização.

West et al. (1989) realizaram um estudo sobre a utilização de uma cassete de vídeo para demonstrar a dinâmica das marcas de mordedura, a fim de avaliar a vantagem da gravação do movimento dinâmico e das interações da pele e da pele a mostrar em movimento. O tribunal pediu a uma vítima de violação em coma, com várias mordeduras em partes do corpo, que fizesse uma impressão dentária das mordeduras. Uma marca de mordedura localizada no peito direito da vítima era diferente de todas as outras marcas de mordedura no seu corpo. Quando a superfície de mordedura dos dentes entrou em contacto com a carne, em vez de a cortar e penetrar, os dentes saltaram e desgastaram-se.

A observação direta da relação entre o modelo dentário e o tecido, à medida que a pele era puxada pelo bordo de ataque do estiramento da pele após a passagem do dente, mostrou uma homogeneidade que era muito difícil de documentar, mesmo com uma série de fotografias, porque os movimentos de interação entre os dentes e a pele se perdem. O equipamento deve ser selecionado com base em quatro critérios: a sua portabilidade; a qualidade da imagem produzida; a facilidade de utilização por pessoal não treinado; e a utilização prevista da imagem final. Os investigadores foram da opinião de que a melhor documentação probatória de marcas de mordedura deste tipo consistia em gravar em vídeo o movimento do modelo para a marca de mordedura.

O Dr. Sunil Chhatpar et al (1989) efectuou um estudo sobre o papel da análise de marcas de dentadas na identificação de uma pessoa em odontologia forense em Bombaim, Índia. No total, foram estudados 16 indivíduos (incluindo 5 pares de gémeos) com idades compreendidas entre os 18 e os 30 anos. Os gémeos foram selecionados para provar a identidade da pessoa a partir das marcas de mordedura, uma vez que se verificou que, em termos de forma da arcada oclusal e da posição individual dos dentes, as marcas de mordedura não são idênticas, mesmo em gémeos idênticos.

Cada um dos sujeitos do estudo fez uma mordida numa amostra de folha de cera de registo de mordidas (tamanho 10x6x0,5cm), tendo sido pedido a 5 participantes que mordessem a maçã e, em seguida, que mordessem a sua própria superfície flexora da arma de fogo. Foram tiradas impressões da arcada superior e inferior e feitos moldes de gesso. Cada modelo e marcas de mordida na cera de registo de mordida, maçã e pele foram fotografados. Depois, através de dois métodos - o método do triângulo dentário (objetivo) e o método da sobreposição (subjetivo) - foi feita a comparação das marcas de mordida e dos modelos de dentes. Os resultados mostraram que os dois juízes estavam de acordo em 93% dos casos para os dentes superiores e em 87% dos casos para os dois dentes inferiores e que as medidas não coincidiam em 80 - 87% dos casos, enquanto que as medidas angulares isoladas falharam em 100% dos casos. Concluiu-se que os traçados de modelos de gémeos não se sobrepõem em todos os casos, o que permite a individualidade das marcas de mordedura.

Whittaker (1990), no seu artigo sobre os princípios da medicina dentária forense (vol 2), afirma que, no que diz respeito a lesões não acidentais em crianças, um dos primeiros profissionais a ver o resultado de tais incidentes pode ser o dentista. Por isso, é importante que os dentistas estejam conscientes da possibilidade de abuso e tenham um conhecimento adequado dos factores-chave no seu diagnóstico. Normalmente, há um atraso na procura de cuidados médicos ou dentários e, muitas vezes, há uma história de lesões anteriores ou de violência na família.

O dentista pode ser solicitado a comentar e relatar várias lesões extra e intra-orais, escovagem dos tecidos faciais, queimaduras de cigarro, lacerações e fracturas de dentes e/ou ossos maxilares, geralmente sinais de lesões não acidentais. Foi dito que a laceração do frénulo labial numa criança é indicativa de lesão não acidental.

No que diz respeito à medicina dentária forense em arqueologia, a maior parte das técnicas utilizadas por rotina podem ser aplicadas à arqueologia, mas existem problemas específicos, normalmente encontrados principalmente em provas arqueológicas de incrustações feitas de ouro e outros materiais fabricados por volta de 400 d.C. nas civilizações Azteca e Maia. thForam encontradas sobredentaduras e próteses parciais de ouro com estampagem desde o século XVIII no Reino Unido.

Um estudo sobre uma técnica prática para a fabricação de sobreposições de marcas de mordida transparentes foi feito por **Dailey (1991)** utilizando uma máquina de fotocópia de escritório para produzir a sobreposição. Os primeiros passos incluíram a determinação da precisão com que a máquina reproduzia o material original. Posteriormente, a sobreposição foi gerada utilizando a seguinte técnica:

1) Fazer modelos dentários em pedra a partir de impressões tiradas no suspeito.
2) Colocar os modelos dentários em pedra sobre o vidro da máquina com os bordos incisais para baixo. Colocar um ligeiro peso na parte superior dos modelos para melhorar o contacto incisal adequado com o vidro.
3) Cubra este arranjo com um pano branco e fotocopie-o.
4) Coloque a fotocópia de cabeça para baixo numa caixa de luz, e as imagens das fotocópias serão agora visíveis através do papel.
5) Traçar os contornos dos bordos incisais e da superfície oclusal de quaisquer dentes que se determine estarem representados na marca de mordedura.
6) Colocar o papel que contém agora os bordos incisais traçados, com o lado de baixo, contra o vidro da máquina de fotocópias.
7) Carregue uma folha de película de transparência Scotch Brand 502 para fotocopiadoras de papel normal.
8) Fotocopiar para gerar a sobreposição transparente, que está agora pronta a ser utilizada na análise da marca de dentada.

A tecnologia utilizada está prontamente disponível e é facilmente operada, produzindo um produto consistente e exato. O material necessário também está prontamente disponível e é extremamente económico.

Robinson et al (1992) efectuaram um estudo sobre a fotografia de marcas de mordedura na linha de tom, envolvendo catorze marcas de mordedura. Cinco foram auto-infligidas por um investigador devido à falta de casos de canto atempados. Nove estavam presentes em quatro falecidos. Todas as 14 marcas de mordedura foram inicialmente registadas de forma convencional em película profissional Kodak Vericolor III de 35 mm; (um facto a ter em conta é que uma sobreposição de película de linha de tom é o resultado de uma película positiva e de uma negativa e contém qualidades presentes em ambas). O equipamento necessário para a sua metodologia era simples, mínimo e facilmente disponível para qualquer agência de aplicação da lei com acesso a uma câmara escura. Concluiu-se que a fotografia de linha de tom, um procedimento barato, poderia delinear uma marca de mordida. Já provou ser uma ferramenta valiosa num caso de abuso de crianças, onde foi aceite como prova.

A investigação produziu 716 negativos de película pancromática (51 por marca de mordedura), 463 positivos de película ortográfica (33 por marca de mordedura), 67 negativos de película ortográfica (5 por marca de mordedura) e 23 positivos de película tonal (2 por marca de mordedura). **David Sweet(1997)** A recuperação, preservação e análise de manchas de fluidos corporais é um aspeto importante da ciência forense. A tipagem baseada na PCR do ADN extraído de manchas recuperadas é frequentemente um método crucial para identificar um perpetrador ou excluir um suspeito inocente. Este documento apresenta um método aperfeiçoado de extração de ADN genómico de manchas de saliva depositadas na pele humana em situações simuladas de marcas de mordedura. Os resultados da extração orgânica (fenolclorofórmio) e da extração Chelex foram comparados com um método Chelex modificado desenvolvido pelos autores. As modificações incluem a preparação da pré-extração com proteinase K e incubações a 56°C e 100°C, além da microconcentração da solução. Os resultados da quantificação utilizando o método de extração Chelex clássico mostraram que 31,9 +/- 4,22% do ADN depositado foi recuperado, mas utilizando o método de extração Chelex modificado a recuperação do ADN aumentou para 47,7%6,90%. A quantidade e a qualidade do ADN extraído revelaram-se adequadas para a tipagem baseada na PCR em dois loci STR.

Dailey et al (1997), na sua revisão sobre o envelhecimento das marcas de dentadas, afirmam que a avaliação da idade das marcas de dentadas, segundo alguns peritos, se baseia apenas na inspeção visual, que é uma interpretação subjectiva de um fenómeno mal compreendido, a cicatrização de feridas. Harvey, em 1973, afirmou que o aspeto físico externo das marcas de mordedura mudava com o tempo e que os factores causais que precipitavam estas mudanças eram largamente desconhecidos.

As marcas de mordedura podem ser designadas por hematomas ou contusões. O processo de reparação da pele deixa sinais reveladores tanto a nível macroscópico (visual) como microscópico (histológico, histoquímico e bioquímico).

Por vezes, o peso das provas a favor ou contra um arguido em tribunal pode depender de uma opinião relacionada com a idade de uma marca de mordedura, a relação entre a idade de uma marca e outra ou a relação entre a idade de uma marca e o momento da agressão/morte da vítima do crime. Como se pode verificar pelo pequeno número de estudos direta ou indiretamente relacionados com as marcas de mordedura, os peritos forenses dispõem de muito pouca investigação científica para fundamentar opiniões relativas ao envelhecimento das contusões, quer visualmente quer microscopicamente.

Bernitez et al (2000), num processo judicial recente, foi efectuada uma comparação entre uma impressão de marcas deixadas no queijo no local do crime e um conjunto de modelos de estudo de um dos suspeitos. O tribunal mostrou-se relutante em aceitar a validade da comparação associada a padrões que foi utilizada na identificação. Este estudo comparou marcas feitas em queijo, manteiga e batata cozida com modelos de estudo retirados de voluntários. O método utilizado foi a comparação associada a padrões. Foram efectuadas 80 comparações entre pares por dois odontólogos. Os examinadores identificaram corretamente todas as correspondências verdadeiras de entre as oitenta comparações, bem como selecionaram os modelos dentários para os quais não existiam impressões de silicone correspondentes. Na ausência de impressões digitais identificáveis ou de amostras de ADN, o método pode ser utilizado para comparar restos de alimentos com as dentições de suspeitos.

Scoda S (2000) um fator essencial envolvido na distorção das marcas de mordedura na pele é a dinâmica da mordedura relacionada com a localização no corpo. Este estudo descreve a comparação entre a identificação de marcas de dentadas deixadas em diferentes regiões do corpo das vítimas em dois casos de homicídio. Os resultados indicaram que a comparação dinâmica de marcas adjacentes em série com uma parte da dentição, considerando o movimento dos maxilares e a distorção da pele, foi útil na identificação de pontos de correspondência. O processo de identificação indicou uma possível dinâmica de ferimento por mordedura.

Pretty IA et al (2001), este artigo apresenta uma discussão sobre a base científica das análises de marcas de mordida humanas. Utilizando uma revisão da literatura, são avaliadas as principais áreas de controvérsia neste domínio: incluindo a exatidão dos sinais de mordedura na pele, a singularidade da dentição humana e as técnicas analíticas. A análise revelou uma falta de provas válidas para apoiar muitas das suposições feitas pelos dentistas forenses durante as comparações de marcas de mordedura. O novo nível de escrutínio judicial destas provas científicas é suscetível de acentuar esta falta de conhecimentos em que se baseia a análise do bitemark. Os autores apelam a uma abordagem mais científica e baseada em provas para a investigação dentária forense.

O Dr. Gus Karazulas (2001) descreveu neste artigo que uma marca de mordida humana infligida por um atacante na pele de uma vítima pode deixar um padrão definitivo identificável que pode ser identificado como sendo feito por um determinado conjunto de dentes. Se um suspeito for detido, os seus dentes são reproduzidos tirando impressões dos dentes e deitando gesso na impressão, produzindo assim um modelo de gesso. Os modelos de gesso dos seus dentes são depois colocados num scanner e digitalizados para obter uma imagem digital.

Em seguida, é efectuado um traçado dos bordos de mordida dos dentes, utilizando o computador ou traçados a partir da imagem impressa. Este traçado é depois sobreposto à fotografia da marca de mordida, manual ou eletronicamente, utilizando uma imagem digitalizada da marca de mordida, para determinar se uma

pode ser feita uma correspondência. Muitas vezes, a fotografia da marca de mordedura pode ser de má qualidade ou as caraterísticas da marca de mordedura podem ter começado a desvanecer-se devido ao processo de cicatrização. O software de processamento de imagem patenteado, chamado Lucis, permite-nos agora melhorar estas imagens para ver os padrões mais claramente, de modo a que se possa fazer uma correspondência. Além disso, o software de processamento de imagem, como o Photoshop, permite que uma imagem semi-transparente do modelo de gesso seja sobreposta à imagem da marca de mordida, em vez de utilizar um traçado dos bordos de mordida dos dois dentes. Isto elimina quaisquer imprecisões associadas à criação do traçado e cria uma imagem mais clara das caraterísticas relativas dos dentes e da marca de mordida.

Um segundo desafio é a determinação do momento em que uma marca de mordedura foi feita. A investigação sobre o processo de cicatrização das marcas de mordedura pode ser útil para determinar a hora em que a marca de mordedura foi infligida relativamente à hora da morte nos casos em que a morte ocorreu devido a estrangulamento. Como todos os processos de cicatrização cessam com a morte, a vermelhidão da marca de mordedura em relação à vermelhidão das contusões no pescoço indica o momento em que a marca de mordedura foi infligida em relação ao assassínio.

M.J. Thali et al (2003), no seu trabalho de investigação, referem que a identificação de marcas de mordedura se baseia na individualidade de uma dentição, que é utilizada para fazer corresponder uma marca de mordedura a um suspeito de ser o autor. Esta correspondência baseia-se numa comparação dente a dente e arcada a arcada, utilizando parâmetros de tamanho, forma e alinhamento.

O método mais comum utilizado para analisar marcas de dentadas é efectuado no espaço 2D. Isto significa que a informação 3D é preservada apenas a duas dimensões, com distorções. Este documento apresenta uma nova abordagem de documentação, análise e visualização 3D baseada na fotogrametria forense com suporte 3D/CAD (FPHG) e na utilização de um scanner de superfície 3D. A nossa abordagem fotogramétrica e o método de visualização utilizado são, tanto quanto é do nosso conhecimento, a primeira abordagem 3D para a análise de marcas de dentadas num caso real. A documentação não tem artefactos de distorção, como se pode encontrar em fotografias normais. Todos os dados são documentados com uma medição métrica 3D, orientação e análise subsequente no espaço 3D.

Para além da análise métrica entre a marca de mordida e o molde, é possível utilizar o nosso método para utilizar a caraterística topográfica 3D de cada dente individual. Isto significa que as caraterísticas 3D das superfícies de mordida e dos bordos de cada dente são respeitadas, o que é - como demonstrado no nosso caso - muito importante, especialmente nos dentes da frente, que têm o primeiro contacto com a pele. Com base na representação detalhada em 3D do molde com as caraterísticas topográficas em 3D dos dentes, a interação com a pele documentada em 3D pode ser visualizada e analisada no ecrã do computador.

James Randerson (2004) Em 8 de abril de 2002, Ray Krone saiu da prisão de Yuma, no Arizona, depois de ter passado 10 anos atrás das grades, dois dos quais no corredor da morte. A sua condenação, por ter esfaqueado até à morte a empregada de balcão Kim Ancona, baseou-se em grande parte numa suposta correspondência entre os seus dentes e uma marca de dentada no peito da vítima.

Krone manteve sempre a sua inocência e acabou por ser ilibado quando o ADN das roupas da vítima foi atribuído a outro homem.

O perito da acusação, certificado pelo American Board of Forensic Odontology (ABFO), a sociedade profissional de peritos em marcas de dentadas forenses, disse ao júri que condenou Krone que, no caso das marcas de dentadas, "uma correspondência é de 100%".

Mas os críticos de tais provas argumentam que a técnica é sempre subjectiva e nunca foi submetida a uma validação experimental rigorosa. Christopher Plourd, o advogado de San Diego que fez campanha pela libertação de Krone, disse à **New Scientist**: "Isto não é uma ciência". Ele afirma que erros judiciais como o caso de Krone são demasiado comuns.

Agora, o debate está a ser ainda mais agitado por um estudo de dois dentistas da Califórnia com experiência em casos forenses, que dizem validar a técnica. George Gould, de Rancho Murieta, e Anthony Cardoza, de El Cajon, admitem que a sua investigação é preliminar, mas afirmam que mostra que a correspondência de marcas de dentadas é exacta em determinadas condições ideais. "A técnica é fiável com um elevado grau de precisão", afirma Gould.

C. Michael Bowers (2006), a literatura dentária relativa à metodologia das marcas de mordedura é surpreendentemente escassa e carece de testes científicos rigorosos. Contrariamente a este facto, a jurisprudência sobre marcas de mordedura é surpreendentemente forte e é utilizada como um substituto para o teste de fiabilidade da identificação de marcas de mordedura. Em suma, o Poder Judiciário e o Ministério Público têm adorado os odontólogos forenses. O presente documento centrar-se-á na participação do autor como perito da defesa, nos últimos sete anos, em mais de 50 processos e recursos judiciais relativos a marcas de dentadas. Esta amostragem funcionará como um levantamento anedótico de provas reais de marcas de dentadas. Serão discutidas certas tendências relativas aos métodos e às questões de fiabilidade dos odontologistas. Vários destes casos foram posteriormente anulados por via judicial devido a análises de ADN efectuadas depois de os arguidos terem sido inicialmente condenados.

Estas desventuras diagnósticas estão a ser discutidas nos meios de comunicação social dos EUA por investigadores noticiosos e jurídicos que fazem perguntas difíceis. A comunidade de dentistas forenses, no entanto, está curiosamente silenciosa. Que acções são necessárias por parte da profissão para melhorar este ataque à tradição de 52 anos de identificação de marcas de dentadas nos Estados Unidos?

A última revisão crítica da literatura sobre marcas de mordedura foi efectuada pelo autor em 2001, e outras pesquisas na Medline não revelaram outras revisões efectuadas desde essa altura. Por conseguinte, foi efectuada uma pesquisa exaustiva da literatura a fim de atualizar esta revisão **(Iain A. Pretty, 2006)**. Foram efectuadas pesquisas na Medline, Embase e pesquisas manuais de resumos dos alertas Zetoc, utilizando limites para a língua inglesa. Os termos de pesquisa foram "bite[s]", "bite mark[s]" e "bite mark" todos limitados a "forensic". Foi identificado um total de 207 artigos na pesquisa, dos quais 163 se referiam especificamente à investigação sobre marcas de mordedura.

A distribuição dos artigos em termos de tipo de publicação é apresentada na Fig. 1, com os relatos de casos a dominarem a produção de investigação. Na escala de hierarquia de evidências, os relatos de casos são tipicamente classificados como de baixo valor [9]. Menos de 15% dos artigos publicados foram considerados investigação empírica, ou seja, estudos orientados por hipóteses com resultados e objectivos definidos. A partir da avaliação destes artigos, as questões controversas

A análise das marcas de mordida circundantes não sofreu alterações em relação à revisão anterior, sendo identificadas como:

(1) Métodos de análise de marcas de dentadas,

(2) A singularidade da dentição humana e a utilização de probabilidades estatísticas,

(3) A pele humana como material de registo de mordeduras. Cada uma destas questões é abordada por sua vez, examinando a base de dados e determinando se existem dados suficientes para apoiar quaisquer conclusões em termos de melhores práticas.

Nazar-al-talabani et al (2006) A determinação de marcas de mordedura em odontologia forense é normalmente efectuada através da comparação da morfologia da dentição do suspeito com fotografias em tamanho real de lesões na pele da vítima, utilizando sobreposições transparentes ou computadores. O objetivo deste estudo é investigar a adequação de dois novos métodos diferentes para a identificação de marcas de mordida por análise digital.

Foi pedido a uma amostra de 50 voluntários que fizessem marcas de mordida experimentais nos braços uns dos outros. Foram preparados moldes de estudo em pedra das arcadas dentárias superior e inferior de cada voluntário. As marcas de mordida e os moldes de estudo foram fotografados; as fotografias foram introduzidas no computador e o programa de software Adobe Photoshop foi aplicado para analisar os resultados. Foram utilizados dois métodos de identificação (polilinha 2D e Painting). No método da polilinha 2D, foram escolhidos pontos fixos nas pontas dos caninos e traçada uma linha reta entre os dois pontos fixos na arcada (linha intercaninos.

Na linha intercanina, foram traçadas verticalmente linhas rectas que passam entre os bordos incisais dos incisivos; as linhas e os ângulos criados foram calculados. No método da pintura, a identificação baseou-se na distância canino-canino, na largura e espessura do dente e no valor rotacional de cada dente. Os resultados mostraram que ambos os métodos eram aplicáveis. No entanto, o método da polilinha 2D era mais cómodo de utilizar e apresentava resultados imediatos lidos no computador, enquanto o método da pintura dependia da leitura visual do operador.

Iain A. Pretty (2006), na sua investigação, afirma que a Medicina Dentária Forense é a união de duas disciplinas científicas, ambas as quais estão a passar por um rigor científico renovado. Na ciência forense, o advento da decisão Daubert exigiu que os juízes avaliassem o valor forense do "testemunho de peritos", assegurando que as técnicas, metodologias e práticas não são apenas comummente aceites (como era o obstáculo anterior durante a era Frye), mas que as taxas de erro, a avaliação da fiabilidade e os estudos de validação são publicados para apoiar a sua utilização. Este novo grau de escrutínio judicial foi refletido no próprio campo da medicina dentária, onde as organizações pesquisam e resumem ensaios controlados aleatórios para recomendar as melhores práticas e conceber percursos de cuidados clínicos firmemente baseados em investigação científica comprovada. Apesar do impulso óbvio de ambas as profissões, a medicina dentária forense e, em particular, a subdisciplina. A análise de marcas de mordida tem sido notavelmente lenta a abordar as deficiências óbvias na base de provas que sustenta este elemento da ciência forense. As revisões da literatura revelam que a grande maioria dos trabalhos publicados são relatórios de casos e que existe muito pouca literatura primária. Este documento analisa os estudos que avaliaram aspectos da análise de marcas de mordida, incluindo a questão crucial da singularidade da dentição humana, a aplicação de sobreposições transparentes e a aplicação de probabilidades estatísticas nas conclusões sobre marcas de mordida. Existem numerosos obstáculos à realização de uma investigação de elevada qualidade no domínio da análise de marcas anteriores, o mais importante dos quais é a utilização de uma norma de ouro que seja aceitável tanto em termos de investigação de diagnóstico como de relevância forense. Se se pretende que a análise do bitemark continue a desempenhar um papel no processo judicial, há uma necessidade urgente de estudos de alta qualidade que satisfaçam os níveis de escrutínio forense e científico aplicados a outras disciplinas no âmbito do sistema de justiça penal. São necessários estudos para determinar não que a dentição humana é única, mas como é que esta singularidade afirmada é representada na pele humana e noutros substratos. É necessário determinar as taxas de erro associadas à análise dos sinais de mordedura, tanto a nível processual como a nível de cada profissional, e validar e introduzir no uso comum escalas e índices interpretativos da gravidade dos sinais de mordedura e do seu significado forense.

Pretty IA, **(2007)** fez vários esforços para desenvolver uma forma consistente de descrever as lesões por mordedura. Algumas foram relacionadas com o tipo de lesão, outras com a forma como foi causada ou simplesmente com a sua localização anatómica. A gravidade da marca de mordedura está relacionada com a importância forense e, por conseguinte, a capacidade de utilizar um meio comum de descrição de lesões seria benéfica para os odontologistas e para aqueles que encomendam os seus serviços. Foi desenvolvido um novo índice, relacionando a gravidade com a importância forense. Foi produzida uma versão em texto e um índice visual que a acompanha, os quais foram distribuídos (através da Internet) a três grupos: odontologistas, patologistas forenses e agentes da polícia. Um total de 35 sinais de mordedura foram avaliados e classificados utilizando o novo índice. Foram utilizadas análises kappa ponderadas para determinar os dados de concordância entre e dentro dos grupos e indivíduos. O Kappa demonstrou um elevado nível de fiabilidade intra-operador e interoperador, particularmente no grupo de agentes da polícia. O índice mostra-se promissor como meio universal de descrição de lesões por mordedura entre profissionais envolvidos na sua deteção e análise.

Pretty IA, (2008) enquanto a prática da identificação humana está bem estabelecida, validada e comprovadamente exacta, a prática da análise de marcas de mordedura é menos bem aceite. O princípio da identificação de uma lesão como bitemark é complexo e, dependendo da gravidade e da localização anatómica, altamente subjetivo. Após a identificação de uma lesão como um bitemark, a comparação do padrão produzido com a dentição de um suspeito é ainda mais controversa e uma área de grande debate na prática odontológica contemporânea. Foram sugeridas técnicas avançadas que utilizam sobreposições digitais, mas os estudos demonstraram que estas podem ser imprecisas e não existe consenso quanto ao método de comparação preferido. No entanto, o advento do ADN e a sua recuperação a partir de marcas de mordedura ofereceram um método objetivo de análise de marcas de mordedura. Apesar dos pontos fortes do ADN, a comparação física da dentição de um suspeito com lesões causadas por marcas de mordedura continua a ser comum. As questões relacionadas com a análise de marcas de mordida são discutidas e ilustradas com exemplos de casos. RELEVÂNCIA CLÍNICA: Os dentistas devem estar cientes dos locais onde é mais comum encontrar bitemark e da sua importância em casos de crianças, idosos e abuso conjugal.

Phyllis Gray-Ray et al, 1997, efectuaram um estudo sobre provas de marcas de mordida em vítimas de violação, A violação é um dos crimes mais hediondos e menos denunciados contra as mulheres. No entanto, se as mulheres soubessem dos recentes avanços tecnológicos na guerra contra a violação, talvez denunciassem o crime com mais frequência. Por exemplo, os incidentes de mordedura relacionados com violações violentas não são raros. Consequentemente, as provas de mordeduras devem ser cuidadosamente procuradas e descobertas logo nas fases iniciais de todas as investigações de violações violentas/ homicídios. A análise do presente estudo de caso de nove violadores e assassinos em série revela e captura estes criminosos através da utilização moderna da odontologia. A tecnologia moderna, sob a forma de iluminação alternativa, as competências do investigador criminal, do odontologista e do patologista são combinadas num esforço de equipa para levar estes criminosos à justiça. Assim, é necessário dar formação aos agentes da autoridade e educar as mulheres para as sensibilizar para estas provas cruciais, uma vez que muitos destes violadores são frequentemente reincidentes.

Wu JH (2008) efectuou um estudo para observar as alterações morfológicas das marcas dentárias em membros de bolso e para explorar o desenvolvimento duradouro das marcas dentárias. Em primeiro lugar, foi criado um modelo de marca de dente utilizando uma máquina de ensaio universal e um aceno de incisivo feito pelo próprio, que foi pressionado particularmente em membros de bolso. As alterações das marcas de dentes foram observadas em animais vivos e mortos com o decorrer do tempo. Os âmbitos da contusão e do indene foram analisados com base em fotografias digitais. As alterações no grupo vivo foram mais rápidas do que no grupo morto. As alterações no grupo vivo foram mais rápidas do que no grupo morto. Não se verificou um desvanecimento óbvio da contusão durante 24 horas. Os alcances do indene diminuíram notavelmente em 1 hora, enquanto a diminuição abrandou nas horas seguintes. Isto implica que as provas de marcas de mordida devem ser recolhidas o mais rapidamente possível nos casos.

Resumo

1. Uma marca de mordida é o produto final físico de um conjunto complexo de eventos que ocorrem quando dentes humanos ou animais são aplicados na pele ou em alimentos. Apesar da sua longa No entanto, apesar do historial de admissão como prova, a sua utilidade probatória continua a ser posta em causa.

2. Foram realizados estudos na tentativa de encontrar a forma mais simples, mais eficiente e mais fiável de analisar marcas de dentadas. Os factores que podem afetar a precisão da identificação de marcas de mordedura incluem alterações dependentes do tempo da marca de mordedura em corpos vivos, efeitos do local onde a marca de mordedura foi encontrada, danos nos tecidos moles e semelhanças na dentição entre indivíduos. Outros factores incluem fotografias, impressões ou medições deficientes das caraterísticas da dentição.

3. O efeito da variabilidade da pele ainda não foi determinado e é necessária mais investigação neste domínio. A distorção de várias localizações anatómicas está sujeita a curvatura, depósitos ósseos e adiposos.

4. É preciso ter cuidado ao expressar certezas, especialmente no que diz respeito à regra do produto.

5. As limitações dos estudos sobre marcas de mordedura incluem o facto de as mordeduras post-mortem em pele não humana apresentarem padrões diferentes dos observados em lesões por mordedura antemortem. A investigação futura e os desenvolvimentos tecnológicos podem ajudar a reduzir a ocorrência de tais limitações.

6. Atualmente, as sobreposições criadas digitalmente podem ser consideradas como a melhor prática, embora não tenha sido feita qualquer recomendação oficial pelos organismos dos EUA ou do Reino Unido.

7. A medicina dentária forense requer mais investigação para averiguar a exatidão e fiabilidade do bitemark.

BIBLIOGRAFIA

1. Dr. Pillay VV, Dr. Alexander. Valor da análise da marca de mordida na investigação forense - uma visão geral. *Jornal da Indian Dent. Asso. 2002;73 111115*

2. Furness J. A general review of bite-mark evidence (Uma revisão geral das provas de marcas de dentadas). *Am J Forensic Med Pathol* 1981; 2: 49-52.

3. Webb D A, Pretty I A, Sweet D. *Bitemarks: uma abordagem psicológica.* Proceedings of the American Academy of Forensic Sciences Reno, NV, fevereiro de 2000; 6: 147.

4. Vale G L. Dentistry, bitemarks, and the investigation of crime. *J Calif Dent Assoc* 1996; 24: 29-34.

5. Tsang A, Sweet D. Detecting child abuse and neglect - Are dentists doing enough? *J Can Dent Assoc* 1999; 65: 387-391.

6. C. Michael Bowers, Forensic Dental Evidence, An Investigator's Handbook, 2004

7. Vale G L, Noguchi T T. Distribuição anatómica de marcas de mordedura humanas numa série de 67 casos. J Forensic Sci 1983; 28: 61-69.

8. Pretty I A, Sweet D. Localizações anatómicas de marcas de mordedura e achados associados em 101 casos dos Estados Unidos. J Forensic Sci 2000; 45: 812-814.

9. Conselho Americano de Odontologia Forense. Diretrizes e normas da ABFO. Em Bowers C M, Bell G L (ed) Manual of Forensic Odontology (Manual de Odontologia Forense). 3ª ed. pp299, 334-353. Colorado Springs: American Society of Forensic Odontology, 1995.

10. Rothwell B R. Bitemarks in forensic odontology: Facto ou ficção? Em Worthington P, Evans J R (ed) Controversies in Oral and Maxillofacial Surgery. pp 588-600. Philadelphia: WB Saunders Company, 1994.

11. Characteristics of Bitemarks, Textbook of Forensic Dentistry por PG Stimson & CA Mertz

12. Bite mark Standards and Guidelines, ABFO, Bitemark Workshop em San Antonio, de 12 a

14 de fevereiro de 1994

13. C. Michael Bowers, Forensic Dental Evidence, An Investigator's Handbook, 67-105, 2004

14. Diretrizes para a análise de marcas de pontos, British Dental Journal, 2001

15. , ABFO Bitemark Terminology Guidelines,1994

16. Blackwell et al, 3-D imaging and quantitative comparison of human dentition and simulated bitemarks, Int J Legal Med (2007) 121: 9-17

17. Stoddart TJ. Marcas de mordedura em substâncias perecíveis - um método de produção de modelos permanentes exactos. Brit. Dent. J . 1973;285-287

18. Macdonald DG. Bitemark recognition and interpretation. Journal of Forensic Sciences 1974; 14: 241-245

19. Levine LJ. Evidências de marcas de mordida. Clínica dentária da América do Norte, 1977; 21(1): 145-158

20. Corbett ME. Uma investigação forense de marcas de dentes em sabão. Br Dent J 1984;157

21. Wagner GN. Identificação de marcas de mordida em casos de abuso infantil. Odontopediatria 1986;8 96-100

22. Warnick. nem todas as marcas de mordedura estão associadas a abuso, actividades sexuais ou homicídio: um estudo de caso de uma marca de mordedura auto-infligida. Journal of forensic sciences 1987; 32(3): 788-792

23. Hyzer WG e KraussTC. The bite mark standard reference scale- ABFO No-2 Journal of forensic Sciences 1988;33(2):498-506

24. Benson BW, Cottone JA, Bomberg TJ e Sperber ND. Impressões de marcas de dentadas: uma revisão da técnica e dos materiais. Journal of forensic sciences 1988;33(5)1238-1243

25. West MH e Frair H. The use of videotape to demonstrate the dynamic of bite marks. Jornal de ciências forenses 1989;34(1):88-95

26. Dr. Chhatpar S e Dr. Sabane VS. Papel da análise da marca de mordida na identificação de uma pessoa em odontologia forense. Journal of Indian Dent Asso. 1989; 60 (9): 173-179

27. Whittaker DK. The principle of forensic Dentistry: 2 Non-accidental injury, bite mark and archaeology. Dental update novembro de 1990: 386391

28. Dailey JC. Uma técnica prática para o fabrico de sobreposições transparentes de marcas de dentadas. Journal of forensic sciences, março de 1991; 36 (2): 565-570

29. Robinson E. e Wentzel J. Fotografia de marcas de mordeduras em toneladas. Journal of forensic sciences 1992; 37 (1): 195-207

30. Deiley JC e Bowers CM. Envelhecimento de marcas de dentadas: uma revisão da literatura. Jornal de ciências forenses 1997;42(5) : 792-795

31. David Sweet Miguel Lorenteb, Aurora Valenzuelab, Jo& A. Lorenteb, J. Carlos Alvarezb. Aumento do rendimento da extração de ADN de manchas de saliva com um método Chelex modificado. Forensic Science International 83 (1996) 167-177.

32. D.K. Whittakera ,*, M.R. Brickleyb, L. Evansb. A comparison of the ability of experts and non experts to differentiate between adult and child human bite marks using receiver operating characteristic (ROC) analysis. Forensic Science International, 92 (1998) 11-20

33. C. Michael Bowers. Problem-based analysis of bitemark misidentifications, The role of DNA, Forensic Science International 159S (2006) S104-S109

34. Iain A. Pretty, The barriers to achieving an evidence base for bitemark analysis. Forensic Science International 159S (2006) S110-S120

35. Pretty IA, Desenvolvimento e validação de uma escala de gravidade e significância de marcas de mordida humanas. J Forensic Sci. 2007 maio; 52 (3): 687-91.

36. Phyllis Gray-Ray, Violent rape and bite marks: the use of forensic odontology and ultraviolet

lighting Policing: An International Journal of Police Strategies & Management 1997, 20 (2): 223-234

37. Wu JH, Pesquisa da morfologia da marca do dente no membro da bolsa 2008 Feb; 26(1):98-100, 104

38. Pretty IA. Medicina dentária forense: 2. Marcas de mordedura e lesões por mordedura 2008 Jan-Fev; 35(1):48-50, 53-4, 57-8

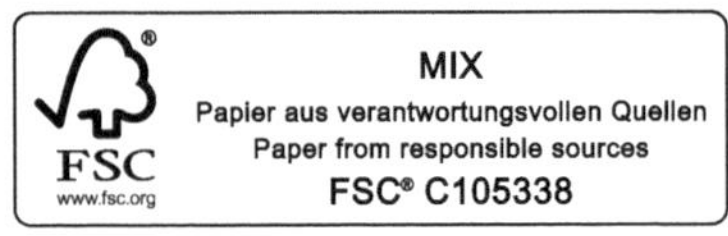

Printed by Books on Demand GmbH, Norderstedt / Germany